CONFÉRENCE

SUR

L'ACHÈVEMENT DU CANAL DE SUEZ

PAR

M. BOREL

SALLE DU BOULEVARD DES CAPUCINES.

16 novembre 1868.

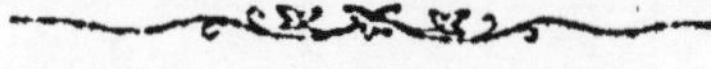

PARIS
IMPRIMERIE CENTRALE DES CHEMINS DE FER
A. CHAIX ET Cie.
RUE BERGÈRE, 20, PRÈS DU BOULEVARD MONTMARTRE
1868

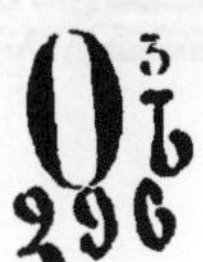

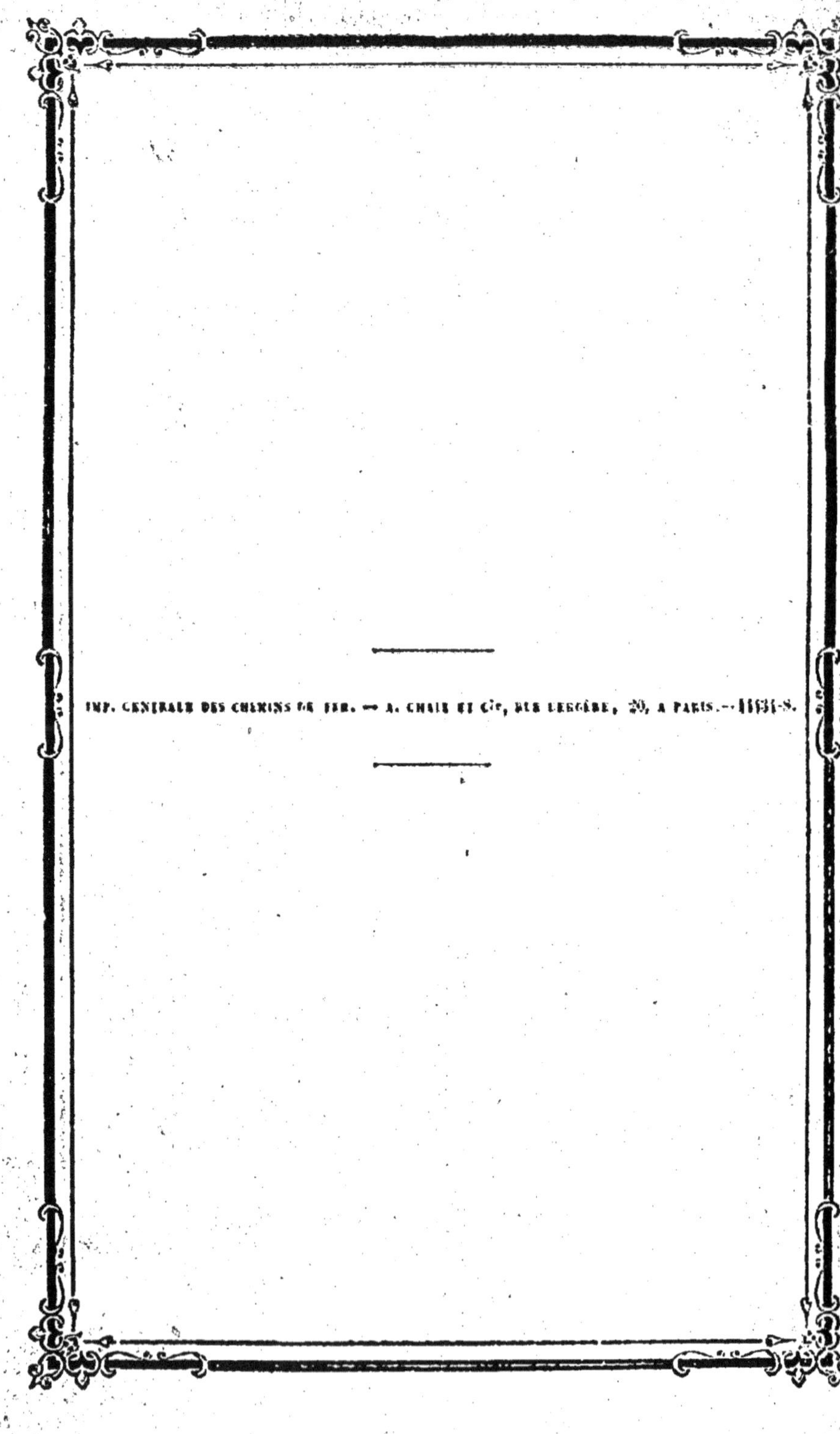

IMP. CENTRALE DES CHEMINS DE FER. — A. CHAIX ET Cie, RUE BERGÈRE, 20, A PARIS. — 1151-8.

CONFÉRENCE

SUR

L'ACHÈVEMENT DU CANAL DE SUEZ

PAR

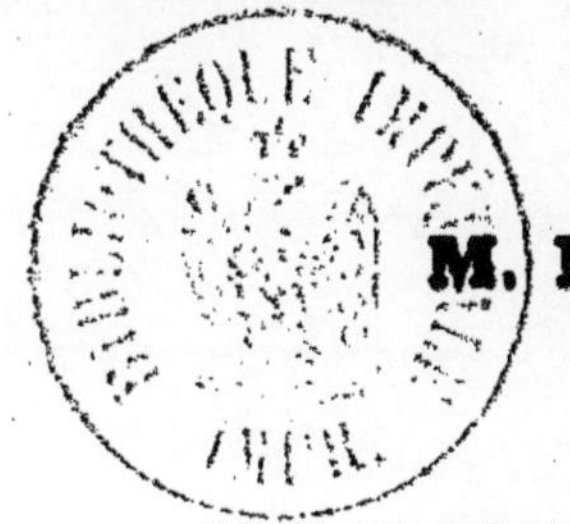

M. BOREL

SALLE DU BOULEVARD DES CAPUCINES

16 novembre 1868

PARIS
IMPRIMERIE CENTRALE DES CHEMINS DE FER
A. CHAIX ET Cie
RUE BERGÈRE, 20, PRÈS DU BOULEVARD MONTMARTRE.
1868

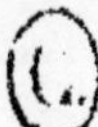

CONFÉRENCE

SUR

L'ACHÈVEMENT DU CANAL DE SUEZ

PAR

M. BOREL

La réunion est très-nombreuse. M. Borel est salué à son arrivée par de vifs applaudissements.

Il s'exprime en ces termes :

Mesdames, Messieurs, le titre sous lequel cet entretien a été annoncé au public a dû paraître à quelques-uns prématuré; à d'autres, aux malveillants surtout, s'il en existe encore, il a dû paraître téméraire. Et cependant, c'est bien de l'achèvement des travaux du canal maritime de Suez que je viens vous parler; je vous apporte à ce sujet une conviction bien entière, bien sincère, et j'espère vous donner tout à l'heure des preuves qui ne permettront pas le doute sur cette assurance.

Elle approche donc de son couronnement, cette œuvre difficile, commencée depuis tant d'années, qui dure si longtemps au gré des impatiences auxquelles la vivacité d'exécution de notre temps en matière d'affaires nous a habitués; mais enfin, après avoir rencontré tant d'obstacles capables d'effrayer les plus résolus, je crois pouvoir assurer que l'illustre fondateur du canal, M. Ferdinand de Lesseps et ses collaborateurs, dont nous tenons à honneur et gloire de faire partie, les ont enfin complétement surmontés.

Il y a deux ans environ, la Commission des conférences m'a fait l'honneur de me demander d'exposer devant le public les moyens que nous avions conçus pour arriver à l'exécution des travaux. Peu de temps encore avant cette époque, la Compagnie se trouvait engagée en plein dans les difficultés qui l'ont assaillie de toutes parts, et entourée d'obstacles amoncelés à tel point qu'il semblait impossible qu'elle pût y faire face. Vous avez vu depuis lors avec quelle patience infatigable, avec quelle énergie, M. Ferd. de Lesseps a poursuivi ses grands desseins, comment il les a conduits victorieusement jusqu'au bout, et, je puis le dire aujourd'hui, jusqu'à la réalisation de cette pensée première qui a été l'apostolat de toute sa vie. (Applaudissements.)

Il me semble donc que ce titre que je maintiens, *l'achèvement du canal de Suez*, me permet aujourd'hui, que dis-je, m'impose le devoir de rendre un juste hommage à la persévérance, à l'énergie, aux qualités éminentes de cet homme infatigable. Je sais très-bien que la modestie peut souffrir d'entendre louer celui qu'on approche toujours, et qu'il est à craindre qu'on puisse penser qu'en lui décernant des éloges bien mérités, je songe à en revendiquer une part pour ses collaborateurs et pour nous-mêmes. Qu'il en soit ainsi ou autrement, toujours est-il que cette grande entreprise dont M. de Lesseps a conçu la pensée, et que sa ferme volonté va bientôt avoir réalisée, lui donnera le droit et la gloire d'être compté dans le monde au nombre des plus grands bienfaiteurs de l'humanité. (Vifs applaudissements.)

Si quelque chose a pu soutenir son courage, c'est la sympathie que le public lui a témoignée à toute époque. Cette sympathie s'est montrée jusque dans les plus hautes régions du pouvoir. Dernièrement encore, elle a été manifestée d'une manière irrécusable au Corps législatif, par la Chambre des députés de France, qui a donné un témoignage bien frappant de l'intérêt qu'elle porte à l'isthme de Suez, en accordant à la Compagnie les moyens d'achever ce grand travail et de le payer intégralement jusqu'au bout. (Bravo! bravo!)

Quant à nous, nous n'avons pas cessé, dès le jour où nous avons été appelés à prendre part à cette œuvre, d'avoir confiance dans son achèvement, dans son résultat définitif. On était alors, comme je le disais tout à l'heure, à la période la plus critique de cette grande entreprise. En présence des progrès qu'elle faisait tous les jours, ses ennemis venaient de redoubler d'efforts. Un grand gouvernement employait contre M. de Lesseps toute son influence pour entraver cette œuvre, dont l'exécution paraissait décidément inévitable. A ce moment le gouvernement du vice-roi d'Égypte, sous cette pression à laquelle il avait de la peine à se soustraire, venait de retirer les ouvriers fellahs, dont l'emploi avait paru jusqu'alors être la seule base possible du travail et le seul moyen d'arriver à son exécution. La Compagnie, livrée à ses propres forces et voulant courageusement susciter dans le désert de nouveaux moyens d'exécution, fit appel aux hommes de bonne volonté; j'ai l'orgueil de dire que nous fûmes du nombre, mon ami et camarade d'École polytechnique, M. Lavalley et moi. Nous nous rendîmes dans l'isthme de Suez, nous visitâmes le désert presque abandonné à cette époque par les travailleurs égyptiens, et nous acquîmes la conviction que les difficultés de la tâche à remplir n'étaient pas au-dessus des ressources et des moyens de la science moderne. Cette conviction, nous la confirmâmes par de sérieuses études faites de concert avec les ingénieurs de la Compagnie, et nous prîmes l'engagement de nous charger d'accomplir ces travaux. La Compagnie entendait nous laisser entièrement le choix des moyens d'exécution; c'était à nous de les trouver et de les appliquer. Nous nous mîmes à l'œuvre, et, dans ce premier déploiement de moyens, nous eûmes besoin de grands efforts, de grandes dépenses et de beaucoup de temps pour préparer ces appareils d'exécution représentés par un matériel de machines considérable, qui a demandé au moins deux ans pour être fabriqué en France, envoyé en Égypte, et monté dans un pays dépourvu de toutes ressources; vous ne serez pas étonnés des difficultés contre lesquelles nous eûmes à lutter, et vous jugerez de l'importance de ce matériel par le fait que sa valeur n'est pas moindre de 60 millions de francs.

A l'époque où j'ai exposé, il y a deux ans, le projet que nous avions conçu et la manière dont nous pensions nous y prendre pour conduire et mettre à fin les travaux, j'ai exprimé, avec toute la réserve que me commandait le long terme que nous avions à parcourir encore, l'espérance que nous arriverions au but; aujourd'hui cette espérance est devenue une certitude; notre programme s'est exécuté sensiblement comme nous l'avions conçu; certains points ont été soumis à des variations nombreuses, nous avons dû nous plier aux diverses circonstances que les événements ont présentées; mais enfin, aujourd'hui, nous tenons la fin; pour nous le canal est fini (Applaudissements), à telles enseignes qu'ayant eu, le mois dernier, à prendre divers arrangements avec la Compagnie de l'isthme de Suez, en vue de l'achèvement prochain du canal, nous avons été amenés à contracter envers elle l'engagement formel d'avoir terminé les travaux et livré le canal à la grande navigation le 1er octobre 1869, c'est-à-dire dans moins de onze mois. (Nouveaux et bruyants applaudissements.)

Cet engagement n'est pas une simple parole, il est corroboré par la stipulation d'une pénalité grave, savoir : une amende qui n'est pas moindre de 500,000 francs par mois de retard. Si nous avons consenti à courir la chance de cette éventualité redoutable, c'est que nous avons la conviction, autant que les événements humains peuvent dépendre de nous, que nous arriverons jusqu'au bout dans le délai prévu. Je vais, maintenant, vous rendre compte des motifs de cette espérance et vous faire apprécier si elle est fondée; pour cela, je vous demande la permission de parcourir rapidement avec vous la ligne du canal et de vous faire sommairement l'exposé de la situation présente des travaux. (Mouvement d'attention.)

La carte qui est à ma droite représente l'isthme de Suez; la ligne du canal y est figurée par une ligne rouge prolongée. Comme vous le savez, le canal part de la Méditerranée, d'un point jadis inhabité, où s'élève aujourd'hui une ville de dix mille âmes, Port-Saïd. Puis il traverse en ligne droite, du nord au sud, le lac Menzaleh. C'est une lagune dans laquelle s'épanche le trop plein des eaux du Nil, et d'où elles s'échappent par deux ou trois embouchures pour arriver à la mer.

Le lac Menzaleh s'étend sur 40 kilomètres de longueur, jusqu'aux environs de Kantara, qui est le point où le canal traverse l'ancienne route d'Egypte en Syrie par le désert. La ligne traverse ensuite les lacs Ballah, puis la hauteur considérable appelée seuil d'El-Guisr, en sortant de laquelle il débouche au centre de l'isthme, dans le lac Timsah; ce lac est une dépression anciennement remplie par les eaux du Nil, qui, desséchée à la suite des temps, était encore à sec quand les travaux du canal ont commencé, et qui depuis près de deux ans a été remplie complétement par les eaux de la Méditerranée. Après le lac, la ligne coupe une certaine hauteur qu'on appelle le Serapeum et entre dans le bassin des lacs Amers, représenté ici par une surface bleue; ces lacs sont encore à sec, mais nous allons les remplir prochainement, comme je l'expliquerai tout à l'heure ; puis on traverse la plaine de Suez et on arrive enfin à la mer Rouge. Si vous imaginez qu'une coupure soit faite verticalement, par une lame mince, le long de la ligne de l'axe du canal, depuis la surface du sol jusqu'à la profondeur de 8 mètres au-dessous du niveau de la mer où sera son plafond et que cette coupure soit développée suivant une ligne longitudinale, vous avez ce que nous appelons, en terme de métier, le profil en long du canal ; c'est ce profil qui est figuré sur le dessin que voici, et qui s'étend depuis ce point, la mer Rouge à Suez, jusqu'à cet autre point qui est la Méditerranée à Port-Saïd. Pour rendre sensibles aux yeux les détails de ce profil, l'usage est de restreindre extrêmement l'échelle des longueurs et d'exagérer au contraire l'échelle des hauteurs : de telle sorte qu'il faut supposer par la pensée que cette bande de papier représente une longueur de 160 kilomètres, soit environ 40 lieues, tandis que la plus grande hauteur de la coupure, celle de la partie qui est au centre, représente seulement environ 22 ou 25 mètres. Sur ce profil en long, le futur niveau des eaux du canal qui est celui des deux mers, lesquelles sont au même niveau, comme vous le savez, est représenté par une ligne bleue ; le terrain naturel est figuré par une ligne noire, le fond du canal par une ligne brune, et toute la surface comprise entre ces deux lignes représente la totalité des déblais extraits et à extraire. Nous avons teinté en rouge ce qui était exécuté au 15 octobre dernier. Vous voyez que, sur le profil en long, ce qui est exécuté paraît déjà considérable; mais si vous imaginez qu'une coupure ou section soit faite en travers du canal, perpendiculairement à l'axe, telle que celle-ci, par exemple, vous voyez que tandis que le plafond a une largeur constante, le haut du canal, par l'effet de l'inclinaison des talus, va en s'élargissant progressivement, de telle sorte que, pour des hauteurs égales prises sur la même verticale du profil en long, la quantité de déblais restant à exécuter est d'autant moindre qu'on s'enfonce davantage au-dessous du sol. Voici une de ces coupures en travers prise dans le lac Menzaleh; en voici une autre prise sur le seuil d'El-Guisr: vous voyez que le rapport du cube fait au cube restant à faire est beaucoup plus considérable dans la seconde coupure. Par conséquent, à mesure que les profondeurs augmentent au-dessous de la ligne du terrain naturel, ce qui reste à creuser représente un cube progressivement moindre. Ceci expliqué, je vais décrire pas à pas l'état actuel des travaux, en suivant la ligne depuis Port-Saïd, côté de la Méditerranée, jusqu'à Suez, côté de la mer Rouge.

L'ouverture du canal pour la communication avec la Méditerranée, qui était une des parties les plus difficiles du projet, est aujourd'hui presque finie. Sur cette plage isolée où on ne rencontrait pas un habitant, les premiers pionniers vinrent en avril 1859 planter quelques tentes. L'un des ingénieurs de la Compagnie, M. Laroche, notre camarade d'École polytechnique, s'y établit avec quelques employés et quelques ouvriers, et y commença l'installation des travaux. Les difficultés que ces premiers travailleurs eurent à vaincre, vous auriez de la peine à vous les imaginer. Il fallait aller chercher les vivres, l'eau même, à Damiette, à 60 kilomètres de distance, et les amener par le lac Menzaleh, qui, dans les gros temps, n'est pas toujours navigable. Cette eau, ces vivres ainsi péniblement transportés, n'étaient pas toujours de la première fraîcheur, et encore on en manqua plus d'une fois; mais enfin, peu à peu, ce premier groupe de travailleurs en a appelé d'autres, et le creusement a marché successivement depuis la plage jusque vers les grandes profondeurs, qui sont à la distance d'environ 2,500 ou 3,000 mètres du rivage. On se propose d'arriver à ces profondeurs par un large chenal, creusé jusqu'à la cote de 8 mètres à 8 mètres 50, nécessaire pour l'introduction des plus grands navires du commerce. Ce chenal est protégé, de chaque côté, par deux grandes digues formées par de gros blocs de béton, et dont la longueur est pour la digue de l'Ouest de 2,500 mètres, et pour celle de l'Est de 1,900 mètres. Ces deux digues convergent l'une vers l'autre en partant du rivage, de manière à enserrer un vaste espace qui, plus tard et au fur et à mesure des besoins, pourra être transformé en un large avant-port. Ces digues, dont la construction a été confiée à MM. Dussaud, entrepreneurs, ont été commencées comme les autres travaux au milieu des plus grandes difficultés; et sans vous en retracer l'histoire dans tous ses détails, je vous dirai qu'aujourd'hui elles sont presque complétement terminées. Celle de l'Ouest a atteint les 2,500 mètres de longueur; à celle de l'Est 1,300 mètres sont terminés, et les 600 mètres restants sont très-avancés au-dessous de l'eau.

Entre ces deux digues un premier chenal a été creusé par nous, et il y a déjà dix-huit mois que les grands navires à vapeur entrent dans les bassins creusés en arrière, et qui forment le port proprement dit de Port-Saïd. Ces bassins sont très-avancés, et nous pourrions aisément les terminer avant le 1er octobre 1869; mais nous comptons ralentir un peu ces travaux pour pouvoir disposer des moyens d'exécution qui y sont affectés, en faveur de quelques autres parties du canal où des retards pourraient être à craindre. Toujours est-il que ces bassins seront terminés pour l'époque ci-dessus.

La ville de Port-Saïd s'agrandit tous les jours : elle a aujourd'hui dix mille habitants, elle est couverte de maisons importantes, un commerce considérable s'y est établi ; plusieurs compagnies de bateaux à vapeur la desservent depuis plusieurs mois, les *Messageries impériales* de France, la *Compagnie russe* de navigation, la *Compagnie Fraissinet* de Marseille, la *Compagnie italienne*, la *Compagnie égyptienne* l'Azizieh. Vous voyez combien les relations sont devenues actives, et comment Port-Saïd est tout prêt à suffire au mouvement qui s'y établira quand la navigation se sera emparée du canal. Au dire des capitaines, Port-Saïd est maintenant le port le plus sûr de la Méditerranée après celui de Marseille, et il sera préférable à celui d'Alexandrie, sur lequel on aura l'avantage à Port-Saïd de pouvoir entrer et sortir par tous les temps, et de trouver des profondeurs plus considérables sur les passes.

Nos travaux de Port-Saïd consistent en dragages ordinaires. Les machines dragueuses versent les déblais dans de grands bateaux porteurs dont le milieu est disposé en chambres creuses fermées au fond par des portes mobiles, et qui vont se vider à la mer. Quand ces bateaux sont arrivés au large, les portes s'ouvrent et laissent échapper les déblais. C'est un système déjà connu et sur lequel je n'ai rien de particulier à ajouter.

Au-delà de Port-Saïd, s'étendent les lacs Menzaleh et Ballah, sur une longueur d'environ 60 kilomètres. Dans cette partie le terrain devait présenter, disait-on, des difficultés particulières; sur quelques points ces difficultés devaient être telles, que le canal ne pourrait pas se maintenir, qu'à mesure du creusement à travers des terrains mous et sans consistance, les bords se rapprocheraient, s'ébouleraient dans la fouille et qu'on ferait ainsi en pure perte une besogne interminable. L'expérience a démenti ces fâcheuses prédictions et montré que ces craintes n'étaient pas fondées et que les berges du canal se maintiennent parfaitement bien. Pour en avoir le cœur net, nous avons fait creuser la section entière du canal complétement à fond sur une longueur d'environ 3 kilomètres, dans la partie qui était signalée comme la plus mauvaise, là où le canal traverse l'ancienne branche Pélusiaque du Nil. C'est cette partie qui est indiquée sur le profil en long comme étant complétement à fond. Elle est exécutée depuis plus d'un an, et ni les talus, ni le fond n'ont donné lieu au moindre mouvement.

Dans les lacs Menzaleh et Ballah, le travail est aussi très-avancé, car, s'il n'y a de creusé qu'environ la moitié de la profondeur du profil, par les raisons que j'ai données tantôt, le cube de déblais enlevés est environ des deux tiers du cube total. Cette partie est exécutée en majorité à l'aide des grands appareils fort ingénieusement combinés et établis par M. Lavalley, et qui font grand honneur à ses talents de mécanicien.

Ces appareils sont des dragues surélevées auxquelles sont attachés de longs couloirs. Un couloir est une espèce de tuyau à demi ouvert, porté par la drague et par un chaland flottant sur l'eau, et dont l'extrémité libre dépasse les bords du canal. La drague, en creusant la cuvette du canal, verse les déblais dans ce couloir, et à l'aide d'un jet d'eau fourni par une pompe mise en mouvement par la machine, lequel jet d'eau délaye et entraîne les matières dans le couloir, et à l'aide aussi d'un appareil qui chemine en poussant ces matières devant lui, les déblais sont rejetés sur la rive, et, grâce à l'eau qu'ils contiennent, ils s'étendent en couche peu épaisse sur un large espace et forment de part et d'autre du canal deux grandes berges régulièrement dessinées et d'une solidité inattaquable.

La puissance de ces appareils de dragage à longs couloirs est telles que, tandis que les dragues ordinaires ne peuvent faire, dans les conditions les plus favorablement connues jusqu'alors, qu'environ 20,000 mètres cubes par mois, ces grandes machines creusent et déposent du même coup sur les rives des quantités de déblais qui s'élèvent jusqu'à 80 mille mètres cubes par mois, ce qui ne s'était vu nulle part. Vous voyez que par l'invention et l'application de ces belles machines, M. Lavalley a mérité tous les éloges qui lui ont été justement donnés par les gens de l'art et le public intelligent. (Applaudissements prolongés.)

A la suite du lac Ballac on entre dans le seuil d'El-Guisr, qui a environ 15 kilomètres de longueur. Cette partie a été la première attaquée par les ouvriers égyptiens, à l'époque où le gouvernement du vice-roi ne les avait pas encore retirés à la Compagnie; ils ont creusé une première rigole, c'est-à-dire une coupure assez large et assez profonde pour avoir à peu près 8 à 10 mètres de largeur au niveau de la mer, sur 1 mètre à 1 mètre 1/2 de profondeur au-dessous de ce niveau. Ce chantier a occupé jusqu'à 40,000 hommes à la fois. Ces hommes travaillaient en ramassant les déblais dans des couffes et en les portant sur leurs épaules jusqu'au sommet de la tranchée. Bien que le travail de chaque homme ne fût pas considérable, cependant, quand 40,000 hommes travaillaient, on s'en apercevait, et, si on avait pu conserver le même procédé de travail, on aurait pu exécuter une grande partie du canal par ce moyen. Mais, comme je l'ai dit, ces ouvriers ont été retirés à la Compagnie, qui a dû recourir alors au travail libre.

Elle a confié l'achèvement de cette tranchée sur toute sa largeur, jusqu'au niveau de la mer, à l'entrepreneur, M. Couvreux, qui s'est acquitté de sa mission avec beaucoup d'ardeur et d'énergie, et qu'il a achevée avant le délai pour lequel il avait pris des engagements.

Pour toute la partie supérieure enlevée par M. Couvreux jusqu'à la hauteur de cette ligne bleue, les déblais ont été en général transportés par des chemins de fer établis sur les flancs des talus, et dans des wagons traînés par des locomotives. Après M. Couvreux, nous avons été chargés de creuser la partie inférieure du canal.

Pour cela, nous avons installé des dragues dans la rigole remplie par les eaux de la Méditerranée, et préalablement creusée à une profondeur de 2 mètres à 2 mètres 50.

Les dragues sont desservies par des bateaux porteurs comme ceux de Port-Saïd, et par des bateaux plats qui rendent le même service, mais qui peuvent en outre aller décharger leurs déblais dans des eaux peu profondes. Les uns se vident par le fond, quand l'eau est assez profonde pour permettre le développement des portes; les autres se vident par les côtés, quand l'eau n'est pas assez profonde.

A l'heure qu'il est, douze dragues travaillent au seuil d'El-Guisr, et vers la fin de février prochain, elles auront terminé l'ouverture entière du seuil à toute largeur sur une profondeur de 3 mètres au minimum. Je dis au minimum, car, dans la partie qui avoisine le lac Timsah, vous voyez par le profil que la profondeur est déjà arrivée jusqu'au fond du canal, et que quelques dragues continuent à donner cette profondeur, tandis que les autres se hâtent d'achever la première passe sur le reste de la longueur du seuil. Tous les déblais sont portés dans le lac Timsah à des distances de transport qui atteindront un maximum de 15 kilomètres.

Le lac Timsah est, comme je l'ai dit, une dépression, jadis remplie par les eaux dérivées du Nil, car du temps des Pharaons on y élevait des crocodiles, ainsi que l'indique son nom de *Timsah*, qui veut dire crocodile. Les eaux du Nil y arrivaient par cette vallée qu'indique une teinte verte et qui est l'ancienne terre de Gessen des Hébreux. A la suite des temps, les canaux qui amenaient le Nil ayant été fermés, le lac s'est desséché par l'évaporation. Pour y faire passer notre canal, on a dû le remplir à nouveau. L'opération a été assez considérable, car le lac Timsah a cinq kilomètres de diamètre sur une profondeur maxima de 6 à 7 mètres, et a absorbé pour être rempli plus de 80 millions de mètres cubes d'eau. Ce travail, qui a été entrepris par la Compagnie au commencement de 1867, a parfaitement réussi. Dès le milieu de l'année 1867, on était agréablement surpris de voir au centre du désert cette immense nappe d'eau sur laquelle flottaient dès lors des embarcations de tout genre et où les vents faisaient déjà sentir leur action. Ce lac intérieur est destiné à devenir une gare importante du canal. C'est là que sera la communication du canal avec la partie cultivée de l'Egypte, et que se feront les principaux croisements des navires, venant les uns de la Méditerranée, les autres de la mer Rouge. Le passage du canal à travers le lac Timsah n'exige pas une grande quantité de déblais. Le travail est fort avancé; les déblais sont enlevés par des dragues et versés par les bateaux porteurs sur les bords du lac pour ne pas obstruer le milieu et ne pas nuire aux services qu'on attend plus tard de ce port intérieur.

Après le lac Timsah, on rencontre une grande hauteur appelée le Serapeum, qui a une dizaine de kilomètres de longueur. Sur ce point, les procédés d'exécution ont présenté une originalité qui a frappé vivement l'attention des visiteurs et des hommes du métier. Le Serapeum était avant l'état actuel un lieu vraiment désolé; le désert n'est pas gai par lui-même comme habitation, mais cette partie-là surtout est particulièrement triste pour ceux qui sont condamnés à y passer quelque temps de leur vie. Aussi il nous paraissait très-difficile d'y réunir le nombre d'ouvriers nécessaire pour l'exécution à sec; nous avons pensé à y appliquer le dragage, parce qu'une drague desservie par quinze hommes fait le travail d'environ 300 hommes travaillant par les méthodes ordinaires. Pour cela, il fallait y amener l'eau nécessaire pour le fonctionnement des dragues. Nous l'avons demandée au canal d'eau douce.

Ce canal, qui avait eu pour destination première d'assurer l'alimentation des travailleurs de l'isthme, était déjà sous ce rapport d'un intérêt assez grand pour que la Compagnie l'eût fait exécuter dès les premiers temps et au prix des plus grands efforts, comme l'une des choses les plus nécessaires à son but. Mais il a été bien plus utile encore, car il a servi en outre et il sert tous les jours au transport de notre matériel, de nos machines, de nos approvisionnements de tout genre. Au voisinage du Serapeum le niveau des eaux du canal d'eau douce est d'environ 6 mètres au-dessus du niveau de la mer. De plus, la surface du terrain naturel au Serapeum présente des ondulations ou dépressions qui sont grossièrement indiquées par le dessin que vous avez sous les yeux. L'idée nous est venue d'utiliser ces dépressions pour y établir des lacs artificiels alimentés par une dérivation du canal d'eau douce. La crainte qu'on nous avait exprimée que les sables ne fussent pas imperméables ne nous avait pas touchée, et nous étions sûrs que nos lacs artificiels tiendraient bien l'eau, ce qui est arrivé en effet ; nous avons circoncrit avec quelques digues des espaces considérables formant aujourd'hui trois lacs. Une coupure y a amené les eaux du canal d'eau douce; et les dragues ont pu y venir depuis Port-Saïd par le canal maritime qui est ouvert jusqu'au lac Timsah, d'où elles sont montées par des écluses dans le canal d'eau douce, arrivées au Serapeum et entrées dans les lacs artificiels. Les bateaux porteurs plats qui desservent ces machines y sont arrivés par le même moyen. Les dragues se sont mises immédiatement en fonctionnement, et les déblais sont emportés par les bateaux porteurs dans les lacs artificiels à distance du canal définitif.

Flottant sur l'eau douce, les dragues creusent le sol à une profondeur assez grande pour que le fond de la fouille soit plus bas que le niveau de la mer de plusieurs mètres. De sorte que, quand le dragage à l'eau douce sera terminé, et il le sera au mois de février prochain, tout le canal sera creusé sur toute l'étendue du Serapeum à 10 ou 12 mètres de profondeur; et par conséquent, lorsque les digues des lacs artificiels auront été abattues et que l'eau douce portant toujours les dragues se sera abaissée jusqu'au niveau de la mer et confondue avec elle, les dragues n'auront plus à terminer que de 2 à 3 mètres de profondeur, et les déblais seront alors emportés dans le lac Timsah.

J'annonçais, il y a deux ans, ce système de travaux comme étant à peine mis en train et pour ainsi dire encore à l'état de projet; aujourd'hui le travail est presque terminé: le système a parfaitement réussi, et il a été jugé digne d'attention par tous les voyageurs qui, en visitant les lieux, ont eu occasion de le voir fonctionner.

A la suite du Serapeum, la portion qui précède immédiatement les lacs Amers a été complétement exécutée à sec. Si nous avons pu employer ce mode de travail sur une grande échelle, c'est parce que, à mesure que nos travaux se développaient, nos ressources en ouvriers, très-faibles à l'origine, ont été sans cesse en augmentant. Les ouvriers arabes ou égyptiens, qui seuls peuvent bien supporter sous ce climat la fatigue des terrassements, sont venus d'abord en petit nombre ; ils ont travaillé non sans défiance, et ils ont été très-surpris que, leur tâche remplie, on leur payât exactement le prix convenu ; qu'au lieu de leur donner des coups de bâton, système de monnaie assez en usage en Orient, on leur donnât des vivres et de l'argent. (Sourires.) Peu à peu on a su comment les hommes étaient traités chez nous, et à mesure que le bruit s'en est répandu dans les tribus du désert, dans la haute Egypte, dans la Syrie et la Palestine, il nous est arrivé de toutes parts des travailleurs. Nous avions eu d'abord bien de la peine à en avoir un millier, nous en avons aujourd'hui plus de dix-sept mille. Nous avons pu alors, pour tirer parti de cette affluence, modifier sur certains points le mode d'exécution des travaux et remplacer les machines par des bras, là où il y avait avantage à le faire. C'est ainsi que la partie sud du Serapeum a été creusée à bras ; elle est aujourd'hui avancée comme vous le voyez, et nous comptons que tout ce qui peut être fait à sec sera terminé vers le 1er février prochain, époque à laquelle doit commencer une opération très-intéressante, le remplissage des lacs Amers. Après les grands fonds des lacs Amers, dans cette partie de ces lacs qui va en se rétrécissant et forme les petits lacs Amers, nous employons, comme au Serapeum, le procédé à sec, c'est-à-dire que le déblai est fait par des hommes travaillant à la brouette, Ce procédé nous a permis en même temps d'enlever sans une dépense excessive, une partie de terrain dur que les dragues n'auraient pas pu fouiller, ou qui du moins aurait diminué considérablement leur rendement et entraîné des retards. Toute cette partie-ci a été finie à sec et le reste sera terminé au mois de février, époque à laquelle, comme je viens de le dire, doit commencer le remplissage des lacs Amers.

A la sortie des lacs le canal coupe une hauteur ou seuil qu'on appelle Chalouf et qui a une longueur de 8 à 9 kilomètres.

Nous avions d'abord l'intention d'exécuter cette partie avec les dragues, mais on y a rencontré du terrain dur, quelques parties de rocher, et nous avons préféré, là surtout, profiter de la masse de bras dont nous disposons pour exécuter à sec. L'enlèvement des déblais se fait par des wagons et des chemins de fer. Ceux-ci aboutissent à un grand nombre de plans inclinés établis sur le flanc des talus du canal et les wagons sont entraînés par des machines à vapeur fixes qui font monter les uns en même temps qu'elles descendent les autres. Ce système de travail est connu, il est très-simple, mais là-bas il a le mérite d'avoir été organisé et de fonctionner avec une très-grande vigueur dans tout son ensemble. Plusieurs kilomètres de la tranchée de Chalouf sont déjà à fond et vers le mois de mai prochain tout le reste sera complétement fini.

Après Chalouf, le canal débouche dans la plaine de Suez qui s'étend, sur 13 à 14 kilom., jusqu'à la mer à Suez. Dans cette plaine, après avoir creusé à sec une première profondeur, nous avons introduit les dragues au moyen d'une dérivation du canal d'eau douce, et commencé à draguer; mais ici encore il s'est rencontré du terrain dur et il a été décidé qu'on exécuterait tout à sec. Nous y travaillons donc maintenant, comme à Chalouf, avec des brouettes, des wagons et des plans inclinés et en épuisant les eaux d'infiltration. Les dispositions sont prises pour que ce chantier à sec, qui s'étend depuis Chalouf jusqu'à 4 kilomètres de distance du bord de la mer à Suez, soit terminé au mois de juin prochain.

Ces derniers 4 kilomètres s'exécutent par voie de dragage. Cinq dragues y sont employées, et, s'avançant successivement vers la mer Rouge, viendront rejoindre celles qui creusent le chenal de Suez formant la sortie du canal dans cette mer; — elles auront terminé leur tâche l'année prochaine au mois de septembre.

J'ai dit que nous commencerions au mois de février prochain une opération importante, le remplissage des lacs Amers. Ces lacs ont une étendue de 40 kilomètres (10 lieues) de long sur 10 kilomètres de large. La quantité d'eau nécessaire pour les remplir, en tenant compte de l'imbibition du sol et de l'évaporation, n'est pas moindre de 1 milliard 900 millions de mètres cubes.

Nous avons calculé avec un soin scrupuleux et par une étude approfondie par quels moyens nous arriverions à verser cette énorme quantité d'eau dans les lacs Amers, et combien de temps cette opération demanderait. L'eau viendra en majeure partie de la Méditerranée. Vous voyez par l'étendue des surfaces teintées en rouge, par le profil qui représente les déblais faits à ce jour, que l'eau de la Méditerranée va pouvoir prochainement s'étendre jusqu'ici. Toute notre préoccupation dans ce moment est d'approfondir rapidement toute cette étendue, pour augmenter la section par laquelle les eaux de la mer arriveront dans les lacs à partir du mois de février. La quantité d'eau qui pourra s'écouler par cette grande section comprise entre cette ligne rouge et cette ligne bleue, en la laissant couler nuit et jour, jusqu'au 30 septembre, fournira la presque totalité de ce qui est nécessaire, sauf environ 300 millions de mètres cubes que, pour compléter le remplissage, nous demanderons à la mer Rouge au mois de juin. Vous comprenez qu'on ne peut pas laisser couler librement l'eau, à son débouché dans les lacs Amers, parce qu'il se produirait alors dans le canal en amont un abaissement de niveau qui ne permettrait pas aux machines de travailler. Il faudra donc établir en tête des lacs un grand ouvrage d'art destiné à régler l'introduction des eaux. Cet ouvrage d'art, bien que provisoire, sera considérable, puisqu'il doit avoir environ la largeur de la Seine à Paris, et laisser passer une quantité d'eau correspondant à cette largeur sous une pression d'environ 2 mètres de hauteur. — Un ouvrage analogue sera établi du côté de la mer Rouge. Les calculs faits sur ces bases montrent que du mois de février à la fin de septembre, la totalité des lacs Amers sera remplie par un milliard 600 millions de mètres cubes d'eau venus de la Méditerranée, et 300 millions de mètres cubes venus de la mer Rouge.

Quant au chenal de sortie du canal dans la mer Rouge, vous voyez par le profil que toute cette portion sera prochainement terminée. Les dragues qui y travaillent auront fini dans quelques mois, et nous les enverrons alors au secours des autres parties qui pourront en avoir besoin.

Le versement des eaux de la mer Rouge dans le canal au mois de juin se fera sans déranger le travail des dragues employées sur les derniers kilomètres vers la mer Rouge, et voici comment :

A Suez, le terrain de la plaine près du Canal, présente une certaine dépression, une lagune, dans laquelle la mer Rouge pénètre au moment des marées ; vous savez que la mer Rouge a des marées, tandis que la Méditerranée n'en a pas : nous profiterons alors de ces marées pour introduire les eaux, non pas par la ligne du canal, mais par un canal latéral provisoire qui suivra la lagune de Suez et qui débouchera dans le canal maritime à 2 ou 3 kilomètres de distance de Suez. Pendant ce temps là, les dragues achèveront l'extrémité vers Suez, où le cube à extraire n'est pas très-considérable, et tous les moyens d'action seront ensuite, comme je l'ai dit, accumulés dans toute la région depuis Port-Saïd jusqu'au lac Timsah, où il n'y aura plus alors que le fond à enlever.

Nous possédons 60 grandes dragues ; 22 sont à long couloir et produisent considérablement ; les autres produisent moins parce qu'elles sont desservies par des appareils de transport accessoires, et il y a toujours beaucoup de temps perdu dans les manœuvres qui se font entre les dragues et leurs appareils de desserte. Mais enfin toutes ces dragues, tous ces appareils ont fait leurs preuves; depuis quelques mois nous sommes arrivés à extraire mensuellement une quantité de déblais supérieure à 2 millions de mètres cubes. Pour vous faire une idée de cette masse de travail, figurez-vous la ligne des boulevards depuis la Madeleine jusqu'au Château-d'Eau remplie de terre sur toute sa largeur jusqu'au niveau du faîte des maisons. C'est la quantité de déblais que nos chantiers produisent en un mois de temps. Nous avons dix-sept mille hommes, travaillant à sec, mais ce sont surtout nos dragues à vapeur qui font la grande besogne, car elles ne représentent pas moins de dix à douze mille chevaux vapeur. Vous le voyez, la puissance des moyens employés est telle, qu'on doit avoir raison des plus grandes difficultés, et l'expérience que nous venons de faire, depuis quatre ans, celle surtout si précise qui se fait depuis six mois, tant l'exactitude avec laquelle nos programmes de travail ont été suivis jusqu'ici, nous donnent la certitude que le canal sera fini au mois d'octobre prochain.

La quantité totale à enlever pour faire le canal était d'environ 75 millions de mètres cubes. A la date de ce jour, il en a été enlevé 53 à 55 millions; il reste donc encore à faire de 20 à 22 millions. Si nous continuons à marcher sur le pied actuel de 2 millions et plus par mois, — il n'y a pas de raison pour qu'il en soit autrement — dans 10 mois, 10 mois et demi, tout sera enlevé. Je crois donc pouvoir dire, sans témérité, sinon sans courage, mais dans tous les cas avec une grande fermeté de conviction, que le canal sera terminé pour le 1er octobre 1869. (Vifs applaudissements.)

La Compagnie n'a pas attendu le dernier moment pour s'occuper des questions qui intéressent la navigabilité du canal. Il y a quelques semaines, une commission composée d'hommes très-compétents et dans laquelle prenaient place M. Dupuy de Lôme, conseiller d'État, le célèbre ingénieur des constructions navales que toute l'Europe nous envie, M. le vice-amiral Jaurès, M. le contre-amiral Excelmans, d'autres officiers de marine, des inspecteurs généraux des ponts et chaussées, des commandants et ingénieurs des Messageries Impériales, auxquels se sont joints les ingénieurs et les entrepreneurs de la Compagnie, s'est réunie pour étudier ces questions. Après un mûr examen, cette commission a recommandé les mesures suivantes : les navires à vapeur traverseront le canal au moyen de leurs propres propulseurs et feront en moyenne 10 kilomètres à l'heure et par conséquent franchiront la distance entière en seize heures. Vous voyez quelle rapidité cela promet pour les communications par vapeurs entre l'Occident et l'Orient. Les navires à voiles seront remorqués ; ils feront de 6 à 7 kilomètres à l'heure, et pourront franchir la distance entière en 27 heures. Les uns et les autres de ces navires auront à leur bord des pilotes connaissant parfaitement le canal et chargés de les guider. Un certain nombre de gares ordinaires sera établi pour faciliter les croisements, en attendant que l'expérience ait montré que les croisements peuvent se faire dans tous les points du canal. Des gares plus importantes, notamment celle du lac Timsah seront établies pour les croisements principaux. Le canal sera éclairé; les lacs Amers et le lac Timsah seront éclairés pendant la nuit à l'aide d'un système de feux et de signaux qui est encore à l'étude, mais dont l'efficacité n'est pas douteuse. Par conséquent, toutes les mesures sont prises pour assurer le libre passage et l'entière sécurité de la navigation pour le jour où l'achèvement des travaux le permettra, c'est-à-dire à partir du 1er octobre 1869.

L'intérêt de l'ouverture de cette communication, je n'ai pas besoin de vous le faire connaître ; il suffit pour cela de prendre un chiffre; c'est la réduction de 6,000 lieues à 3,000 environ pour la distance qui sépare l'Europe de l'extrême Orient. Je causais hier avec deux négociants français établis à Saïgon, qui me demandaient à acheter un navire à vapeur ; ils m'exprimaient l'intérêt énorme que le commerce de l'Asie orientale attache à l'ouverture du canal. Suivant leur opinion, si des compagnies de bâtiments à navigation mixte, c'est-à-dire pouvant au besoin marcher à la vapeur de manière à surmonter les difficultés de la navigation à la voile, dans la mer Rouge, se chargent de faire le trajet de Marseille à Saïgon en 60 jours, à un prix inférieur de moitié à celui des Messageries impériales, ce qui paraît très-admissible eu égard à la vitesse exceptionnelle (35 jours) imposée aux Messageries et aux autres sujétions qui motivent leur prix élevé (650 fr. la tonne), à ces conditions, disent-ils, le commerce de l'Asie entière passera par l'isthme de Suez.

Ainsi donc, Messieurs, vous le voyez, nous touchons au but; après quinze années écoulées depuis la conception définitive et la concession du canal, après dix années d'efforts incessants pour son exécution, nous sommes arrivés, guidés par M. de Lesseps, soutenus dans les moments de défaillance par son énergie, qui elle n'a jamais connu de défaillances (très-bien! très-bien!), nous sommes arrivés à ce point, que je puis déterminer avec une précision mathématique le temps, le nombre de jours nécessaires pour remplir les lacs Amers, et finir le canal d'un bout à l'autre. Nous sommes donc pleins de confiance, tellement pleins de confiance que nous serions vraiment tentés aujourd'hui de nous reposer pour laisser le canal s'achever en quelque sorte tout seul. (Très-bien! très-bien.)

Ce sera donc une très-grande consolation pour ceux qui auront été attachés de près ou de loin à cette œuvre, de voir enfin, après tant de peines, tant de fatigues, tant de luttes de tous genres, après les prédictions les plus sinistres, après les difficultés les plus exagérées tant au point de vue du monde qu'au point de vue technique, de voir, dis-je, le canal achevé. Et quand l'année prochaine, en franchissant rapidement et aisément l'intervalle d'une mer à l'autre, on nous dira, comme on le dit en passant dans les longs tunnels, sur les grands viaducs des chemins de fer : Ce n'est que cela? nous pourrons répondre : Oui, ce n'est que cela, mais ceux qui ont passé par l'enfantement et l'exécution de cette œuvre savent bien ce que c'est que cela, et ils peuvent se rendre ce témoignage qu'ils ont eu besoin non-seulement de beaucoup d'efforts, de courage, mais d'être aussi vivement soutenus par l'opinion publique, qui est une grande puissance, la plus grande des puissances (Très-bien! très-bien.) Il sera doux pour M. de Lesseps et pour nous tous qui l'avons aidé de notre concours, de nos forces, de notre dévouement, de penser que l'opinion du monde, après avoir été notre appui, sera devenue notre récompense. Pendant qu'autour de nous l'Europe épuise ses ressources, compromet ses finances dans la création d'armements formidables, et met sous les armes toute sa population valide pour arriver, à quoi? à la guerre, c'est-à-dire à la destruction, nous, dans notre humble sphère, nous serons heureux d'avoir créé une grande œuvre de paix qui intéresse le monde entier, qui n'aura coûté ni une goutte de sang ni une larme, et de laquelle j'ai pu dire dès aujourd'hui qu'elle sera finie au jour et à l'heure indiqués. (Bravo! Bravo!) Oui, Messieurs je l'atteste sans jactance, comme sans fausse modestie, le canal de Suez sera fini l'année prochaine. Messieurs, je vous ajourne, j'ajourne le monde entier au 1er octobre 1869. (Triple salve d'applaudissements longtemps prolongés.)

(M. Borel est entouré d'un grand nombre de personnes qui lui serrent la main de la manière la plus affectueuse.)

I. Sabatier.
Sténographe du Corps législatif.

IMPRIMERIE CENTRALE DES CHEMINS DE FER. — A. CHAIX ET Cie, RUE BERGÈRE, 20,
À PARIS. — 11132-8.

115

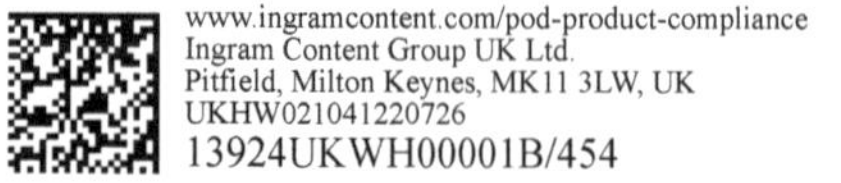
www.ingramcontent.com/pod-product-compliance
Ingram Content Group UK Ltd.
Pitfield, Milton Keynes, MK11 3LW, UK
UKHW021041220726
13924UKWH00001B/454